诊家枢要

浙派中医丛书·原著系列第二辑

元·滑寿 撰
俞承烈 朱广亚 校注

全国百佳图书出版单位
中国中医药出版社
·北京·

图书在版编目（CIP）数据

诊家枢要 / （元）滑寿撰；俞承烈，朱广亚校注 . —北京：中国
中医药出版社，2023.11
（浙派中医丛书）
ISBN 978-7-5132-8525-4

Ⅰ . ①诊⋯ Ⅱ . ①滑⋯ ②俞⋯ ③朱⋯ Ⅲ . ①脉学—
中国—元代 Ⅳ . ① R241.1

中国国家版本馆 CIP 数据核字（2023）第 207803 号

中国中医药出版社出版

北京经济技术开发区科创十三街 31 号院二区 8 号楼
邮政编码 100176
传真 010-64405721
山东润声印务有限公司印刷
各地新华书店经销

开本 710×1000 1/16 印张 4.5 字数 48 千字
2023 年 11 月第 1 版 2023 年 11 月第 1 次印刷
书号 ISBN 978 - 7 - 5132 - 8525 - 4

定价 29.00 元
网址 www.cptcm.com

服 务 热 线 010-64405510
购 书 热 线 010-89535836
维 权 打 假 010-64405753

微信服务号 zgzyycbs
微商城网址 https://kdt.im/LIdUGr
官 方 微 博 http://e.weibo.com/cptcm
天猫旗舰店网址 https://zgzyycbs.tmall.com

如有印装质量问题请与本社出版部联系（010-64405510）

《浙派中医丛书》组织机构

指导委员会

主 任 委 员 王仁元　曹启峰　谢国建　朱 炜　肖鲁伟

　　　　　　　范永升　柴可群

副主任委员 蔡利辉　曾晓飞　胡智明　黄飞华　王晓鸣

委　　　员 陈良敏　郑名友　程 林　赵桂芝　姜 洋

专 家 组

组　　长 盛增秀　朱建平

副 组 长 肖鲁伟　范永升　连建伟　王晓鸣　刘时觉

成　　员（以姓氏笔画为序）

　　　　　王 英　朱德明　竹剑平　江凌圳　沈钦荣

　　　　　陈永灿　郑 洪　胡 滨

项目办公室

办 公 室 浙江省中医药研究院中医文献信息研究所

主　　任 江凌圳

副 主 任 庄爱文　李晓寅

总　序

浙江位居我国东南沿海，地灵人杰，人文荟萃，文化底蕴十分深厚，素有"文化之邦"的美誉。就拿中医中药来说，在其发展的历史长河中，历代名家辈出，著述琳琅满目，取得了极其辉煌的成就。

由于浙江省地域不同，中医传承脉络有异，从而形成了一批各具特色的医学流派，使中医学术呈现出百花齐放、百家争鸣的繁荣景象。其中丹溪学派、温补学派、钱塘医派、永嘉医派、绍派伤寒等最负盛名，影响遍及海内外。临床各科更是异彩纷呈，涌现出诸多颇具名望的专科流派，如宁波宋氏妇科和董氏儿科、湖州凌氏针灸、武康姚氏世医、桐乡陈木扇女科、萧山竹林寺女科、绍兴三六九伤科，等等，至今仍为当地百姓的健康保驾护航，厥功甚伟。

值得一提的是，古往今来，浙江省中医药界还出现了为数众多的知名品牌，如著名道地药材"浙八味"，名老药店"胡庆余堂"等，更是名驰遐迩，誉享全国。由是观之，这些宝贵的学术流派和中医药财富，很值得传承与弘扬。

有鉴于此，浙江省中医药学会为发扬光大浙江省中医药学术流派精华，凝练浙江中医药学术流派的区域特点和学术内涵，由对浙江中医药学术流派有深入研究的浙江中医药大学原校长范永升教授亲自领衔，凝心聚力，集思广益，最终打出了"浙派中医"这面能代表浙江省中医药特色、优势和成就的大旗。此举，得到了浙江省委省政府、浙江省卫生健康委员会和浙江省中医药管理局的热情鼓励和大力支持。

《中共浙江省委 浙江省人民政府 关于促进中医药传承创新发展的实施意见》提出要"打造'浙派中医'文化品牌，实施'浙派中医'传承创新工程，深入开展中医药文化推进行动计划。加强中医药传统文献研究，编撰'浙派中医'系列丛书"。浙江省中医药学会先后在省内各地多次举办有关"浙派中医"的巡讲和培训等学术活动，气氛热烈，形势喜人。

浙江省中医药研究院中医文献信息研究所为贯彻习近平总书记关于中医药工作的重要论述精神和中共浙江省委、浙江省人民政府《关于促进中医药传承创新发展的实施意见》，结合该所的专业特长，组织省内有关单位和人员，主动申报并承担了浙江省中医药科技计划《浙派中医》系列研究丛书编撰工程"，省中医药管理局将其列入中医药现代化专项。在课题实施过程中，项目组人员不辞辛劳，在广搜文献、深入调研的基础上，按《浙派中医丛书》编写计划，分原著系列、专题系列、品牌系列三大板块，殚心竭力地进行编撰出版，我感到非常欣慰。

我生在浙江，长在浙江，在浙江从事中医药事业已经五十余年，虽然年近九秩，但是继承发扬中医药的初心不改。我十分感谢为编写《浙派中医丛书》付出辛勤劳作的同志们。专著的陆续出版，必将为我省医学史的研究增添浓重一笔；必将会对我省乃至全国中医药学术流派的传承和创新起到促进作用。我更期望我省中医人努力奋斗，砥砺前行，将"浙派中医"的整理研究工作做得更好，把这张"金名片"擦得更亮，为建设浙江中医药强省做出更大的贡献。

葛琳仪

写于辛丑年孟春

注：葛琳仪，国医大师、浙江中医学院原院长

前　言

　　"浙派中医"是浙江省中医学术流派的概称，是浙江省中医药学术的一张熠熠生辉的"金名片"。近年来，在上级主管部门的支持下，浙江省中医界正在开展规模宏大的浙派中医的传承和弘扬工作，根据浙江省卫生健康委员会、浙江省文化和旅游厅、浙江省中医药管理局印发的《浙江省中医药文化推进行动计划》（2019—2025 年）的通知精神，特别是主要任务中打造"浙派中医"文化品牌——编撰中医药文化丛书，梳理浙江中医药发展源流与脉络，整理医学文献古籍，出版浙江中医药文化、"浙派中医"历代文献精华、名医学术精华、流派世家研究精华、"浙产名药"博览等丛书，全面展现浙江中医药学术与文化成就。根据这一任务，2019 年浙江省中医药研究院中医文献信息研究所策划了《浙派中医丛书》（原著、专题、品牌系列）编撰工程，总体计划出书 60 种，得到浙江省中医药现代化专项的支持，立项（项目编号 2020ZX002）启动。

　　《浙派中医丛书》原著系列指对"浙派中医"历代文献精华，特别是重要的代表性古籍，按照中华中医药学会 2012 年版《中医古籍整理规范》进行整理研究，包括作者和成书考证、版本调研、原文标点、注释、校勘、学术思想研究等，形成传世、通行点校本，陆续出版，尤其是对从未整理过的善本、孤本进行影印出版，以期进一步整理研究；专题系列指对"浙派中医"的学派、医派、中医专科流派等进行系统介绍，深入挖掘其临床经验和学术思想，切实地做好文献为临床服务；品牌系列指将名医杨继洲、朱丹溪，名店胡庆余堂，名药"浙八味"等在浙江地域甚至国内外享有较高知名度的人、物进行整理研究编纂成书，突出文化内涵和打造文化品牌。

《浙派中医丛书》从 2020 年启动以来，得到了浙江省人民政府、浙江省卫生健康委员会、浙江省中医药管理局的大力支持，得到了浙江省内和国内对浙派中医有长期研究的文献整理研究人员的积极参与，涉及单位逾十家，作者上百位，大家有一个共同的心愿，就是要把"浙派中医"这张"金名片"擦得更亮，进一步提高浙江中医药大省在海内外的知名度和影响力。

2020 年至今，我们经历了新冠肺炎疫情，版本调研多次受阻，线下会议多次受影响，专家意见反复碰撞，尽管任务艰巨，但我们始终满怀信心，在反复沟通中摸索，在不断摸索中积累，继原著系列第一辑刊印出版后，原著系列第二辑、专题系列、品牌系列也陆续交稿，使《浙派中医丛书》三个系列均有代表著作问世。

还需要说明的是，本丛书专题系列由于各学术流派内容和特色有所不同，品牌系列亦存在类似情况，本着实事求是的原则，各书的体例不强求统一，酌情而定。

科学有险阻，苦战能过关。只要我们艰苦奋斗，协作攻关，《浙派中医丛书》的编撰工程，一定能胜利完成。殷切期望读者多提宝贵意见和建议，使我们将这项功在当代、利在千秋的大事做得更强更好。

《浙派中医丛书》编委会

2022 年 4 月

校注说明

《诊家枢要》成书于1359年，1卷，共20篇，元代医家滑寿撰。滑寿，字伯仁，一字伯休，晚号撄宁生，祖籍河南襄城。《诊家枢要》自问世以来，历代均有刊行，流传甚广，根据我们的调研情况，日本17世纪上村次郎右卫门重刊天顺七年（1463）刻本，文字清晰，完全复刻，无主观增删内容，所依据天顺七年刻本为已知最早版本，且附有朱右的《撄宁生传》及诸多名人序跋，可信度极高，为现存最完整的版本，故本次整理以日本早稻田大学馆藏17世纪上村次郎右卫门重刊天顺七年（1463）刻本为底本，宁波市天一阁博物馆馆藏明嘉靖八年（1529）丁瓒《素问钞补正》附《滑氏诊家枢要》刻本（简称嘉靖本）为主校本，日本京都大学图书馆馆藏明隆庆三年（1569）何柬《医学统宗》附刻本（简称隆庆本）、上海科学技术出版社1959年出版的光绪十七年（1891）池阳《周氏医学丛书》影印本（简称周氏本）为参校本，书中涉及《黄帝内经》《难经》《脉经》等原文，作为他校。

按照中华中医药学会2012年发布的《中医古籍整理规范》要求，并贯彻古籍整理"继承发扬、整理提高、古为今用"的精神，对本书进行标点、校勘、注释等，力求保持本书原貌。

1.底本为繁体竖排，改为简体横排，加以现代标点。凡指文字方位的"右""左"，均径改为"上""下"。

2. 繁体字、异体字、古字、俗字径改为通行简化字，不出校记。通假字保留，于首见处出注，并出书证。

3. 底本与校本文字不一，若显系底本错讹而校本正确者，则据校本改正或增删底本原文，并出校记；如属校本有误而底本不误者，则不校注；若难以肯定何者为是，但以校本文义较胜而有一定参考价值，或两者文字均有可取需要并存者，则出校记，说明互异之处，但不改动底本原文。

4. 对难读难认的字，注明读音，一般采取拼音和直音相结合的方法标明之，即拼音加同音汉字。对费解的字和词、成语、典故等，予以训释，用浅显的文句，解释其含义。只注首见者，凡重出的，则不重复出注。

5. 原书引用他人论述，特别是引用古代文献，每有剪裁省略，凡不失原意者，一般不据他书改动原文；若引文与原意有悖者，则予以校勘。

6. 原文中俗写的药名用字径改。

7. 原书无目录，现依据每篇正文标题补充，置于正文前。原书及书后所附《撄宁生传》根据内容重新分段，不出注。

校注者

2023 年 6 月

诊家枢要序

国朝洪武初，有儒医曰滑伯仁，先生讳寿，别号撄宁生。其先许之襄城人，元季避地江南，徙家余姚。先生名重一时，与朱丹溪相伯仲，翰林编修朱伯贤为之立传，历戴其治证奇验神效之迹，既详且夥^①，宋公景濂刘公伯温洎诸阁老皆有题跋赞咏，戴白云稿者可考也。先生所著述有《十四经发挥》、编释《灵枢》《素问》、集诸家本草为歌韵及《诊家枢要》，皆已板行，岁久朽弊磨灭无存矣。赞向在京师，于先生之孙太医院士志庸所，得观《诊家枢要》，明白简当，虽不知医者，观之亦可得其梗概，况医家者流乎？因假归录，而藏之书笥，意欲刻梓以传而未能也。天顺癸未春，江西金宪四明宋公宗鲁，自京还杭寓馆，赞因道及是书，公取观焉，心甚喜之，曰：吾至江右，当命工刻梓。亟令侍史录之，以往甫三阅月，公以书来，曰：所刻书将完矣，欲得一序引卷首，庶观者知所自执事其图之。赞未有以复也。兹又手帖见需，必欲得之。嗟夫！公之惓惓于是书，则与唐陆宣公编辑医书良方同一济人利物心也。他日登庸台辅^②而德泽所被，亦将与宣公为无间然矣。古人以良医比良相，夫相之与医，其地位相去

---

① 夥（huǒ伙）：多。
② 登庸台辅：登庸，指选拔任用，又指科举应考中选；台辅，三公宰辅之位。

何翅^①霄壤，而心则无或异，君子尚论其心哉！吾知是书一出，人必争先快睹，其于医家者流，岂曰小补云乎哉！姑书此以复于公，未知可否何如？是为序。

天顺七年岁在癸未秋八月既望^②

中宪大夫太常少卿致仕会稽陈赟书

---

① 翅：通"啻"。仅，只。《孟子·告子下》曰："取食之重者与礼之轻者而比之，奚翅食重？"

② 既望：农历十六日。

撄宁生自序

天下之事，统之有宗，会之有元，言简而尽，事①核而当，斯为至矣。天下之道，散于百家，流于方技②，方技之流，莫大于医。医之要，莫先于脉，浮沉之不同，迟数之异状③，曰阴、曰阳、曰表、曰里，抑亦以对待而为名象焉，有名象斯有统会矣。高阳生之七表、八里、九道，盖凿凿也。求脉之明，为脉之晦，识者无取焉。或者曰：脉之道大矣，古人之言亦夥矣，犹惧弗及，而欲以此统会该④之，不既太简乎？呜呼！至微者脉之理，而名象著焉，统会寓焉。观其会通，以知其典礼，君子之能事也。由是而推之，则溯流穷源，因此识彼，诸家之全，亦无遗珠之憾矣。

至正己亥首夏二日许昌滑寿识⑤

---

① 事：原无，据嘉靖本补。
② 技：原作"枝"，形误。
③ 异状：嘉靖本作"反类"。
④ 该：古同"赅"，完备，包括。
⑤ 识（zhì 志）：记。

目 录

枢要玄言

脉者，气血之先也。气血盛则脉盛，气血衰则脉衰，气血热则脉数，气血寒则脉迟，气血微则脉弱，气血平则脉治也。又长人脉长，短人脉短，性急人脉急，性缓人脉缓。左大顺男，右大顺女。男子尺脉常弱，女子尺脉常盛。此[①]其常也，反之者逆。其五脏四时之不同，阴阳变见之或异，吉凶死生于是乎著矣。《枢》《素》[②]诸家彰彰明备，撮其切近精实者，为《诊家枢要》。

左右手配脏腑部位

左手寸口，心小肠脉所出；左关，肝胆脉所出；左尺，肾膀胱脉所出命门与肾脉通[③]。右手寸口，肺大肠脉所出；右关，脾胃脉所出；右尺，命门心包络手心主三焦脉所出。

五脏平脉

心脉浮大而散，肺脉浮涩而短，肝脉弦而长，脾脉缓而大，肾脉沉而软滑。

---

① 此：嘉靖本作"此皆"，义胜。
② 枢素：指《灵枢》《素问》。
③ 命门与肾脉通：原无，据嘉靖本补。

心合血脉，心脉循血脉而行。持脉指法如六菽①之重，按至血脉而得者，为浮；稍稍加力，脉道粗者，为大；又稍加力，脉道阔软者，为散。

肺合皮毛，肺脉循皮毛而行。持脉指法如三菽之重，按至皮毛而得者，为浮；稍稍加力，脉道不利，为涩；又稍加力，不及本位，曰短。

肝合筋，肝脉循筋而行。持脉指法如十二菽之重，按至筋，而脉道如筝弦相似，为弦；次稍加力，脉道迢迢者，为长。

脾合肌肉，脾脉循肌肉而行。持脉指法如九菽之重，按至肌肉，如微风轻飐②柳梢之状，为缓；次稍加力，脉道敦实者，为大。

肾合骨，肾脉循骨而行。持脉指法，按至骨上而得者，为沉；次重而按之，脉道无力，为濡；举指来疾流利者，为滑。

凡此五脏平脉，须要察之，久久成熟，一遇病脉，自然可晓，经曰：先识经脉，而后识病脉，此之谓也。

四时平脉

春弦，夏洪，秋毛，冬石，长夏四季脉迟缓。

《内经》三部脉法

《脉要精微论》曰：尺内两旁，则季胁也两旁，谓内外之侧也，

---

① 菽（shū 叔）：豆。
② 飐（zhǎn 斩）：风吹使物动。

尺外以候肾，尺里以候腹。中^①附上附上，如越人所定关中也，左外以候肝，内以候膈；右外以候胃，内以候脾。上附上_{上附上，如越人所定寸口也}，右外以候肺，内以候胸中；左外以候心，内以候膻中_{膻中，在胸中两乳之间}。前以候前，后以候后。上竟上者，胸喉中事也；下竟下者，小腹腰股膝胫足中之^②事也。

呼吸浮沉定五脏脉 [3]

呼出心与肺，吸入肾与肝。呼吸之间，脾受谷味，其脉在中。心肺俱浮，浮而大散者心，浮而短涩者肺；肾肝俱沉，牢而长者肝，濡而来实者肾。脾为中州，其脉在中。

因指下轻重以定五脏法

即前所谓三菽、五菽之重也。

三部所_{主九候附}

寸为阳，为上部，主头项以下至心胸之分也；关为阴阳之中，为中部，主脐腹胠^④胁之分也；尺为阴，为下部，主腰足胫股之分也。凡此三部之内^⑤，每部各有浮中沉三候，三而三之，为

---

① 中：原书断句归上文，义误，据《素问》改。

② 之：《素问》无此字。

③ 脉：原作"法"，据嘉靖本改。

④ 胠（qū屈）：腋下。

⑤ 内：嘉靖本作"中"。

九候也。浮主皮肤，候表及腑；中主肌肉，以候胃气；沉主筋骨，候里及脏也。

持脉手法

凡诊脉之道，先须调平自己气息。男左女右，先以中指定得关位，却齐下前后二指。初轻按以消息之，次中按以消息之，三重按以消息之，然后自寸关至尺，逐部寻究。一呼一吸之间，要以脉行四至为率，闰以太[①]息，脉五至是[②]平脉也，其有太过不及，则为病脉，看在何部，各以其部断之。

凡诊脉，须要先识时脉、胃脉与腑脏平脉，然后及于病脉。时脉，谓春三月，六部中俱带弦；夏三月，俱带洪；秋三月，俱带浮；冬三月，俱带沉。胃脉，谓中按得之，脉和缓。腑脏平脉，已见前章。凡人腑脏脉既平，胃脉和，又应时脉，乃无病者也，反此者为病。

诊脉之际，人臂长则疏下指，臂短则密下指。三部之内，大小浮沉迟数同等，尺寸阴阳高下相符，男女左右强弱相应，四时之脉不相戾，命曰平人。其或一部之内，独大独小，偏迟偏疾，左右强弱之相反，四时男女之相背，皆病脉也。

凡病之脉见在上曰上病，见在下曰下病，左曰左病，右曰右病。左脉不和，为病在表，为阳，主四肢；右脉不和，为病在里，为阴，主腹脏。以次推之。

---

① 太：原作"大"，据嘉靖本改。
② 是：嘉靖本作"为"。

凡取脉之道，理各不同，脉之形状，又各非一。凡^①脉之来，必不单至，必曰浮而弦，浮而数，沉而紧，沉而细之类，将何以别之？大抵提纲之要，不出浮、沉、迟、数、滑、涩之六脉也。浮沉之脉，轻手、重手而取之也；迟数之脉，以己之呼吸而取之也；滑涩之脉，则察夫往来之形也。浮为阳，轻手而得之也，而洪、芤、散、大、长、濡、弦，皆轻手而得之之^②类也；沉为阴，重手而得之也，而伏、石、短、细、牢、实，皆重手而得之之^③类也。迟者一息脉三至，而缓、结、微、弱，皆迟之类也；数者一息脉六至，而疾、促，皆数之类也。或曰滑类乎数，涩类乎迟，何也？然脉虽似而理则殊也。彼迟数之脉，以呼吸察其至数之疏数；此滑涩之脉，则以往来察其形状也。数为热，迟为寒，滑为血多气少^④，涩为气多血少。所谓脉之提纲，不出乎六字者，盖以其足以统夫表里、阴阳、冷热、虚实、风寒、湿燥、脏腑、血气也。浮为阳、为表，诊为风、为虚；沉为阴、为里，诊为湿、为实。迟为在脏，为寒、为冷；数为在腑，为热、为燥。滑为血有余，涩为气独滞也。人一身之变，不越乎此，能于是六脉之中以求之，则疢^⑤疾之在人者，莫能逃焉。

持脉之要有三：曰举，曰按，曰寻。轻手循之曰举，重手取之曰按，不轻不重，委曲求之曰寻。初持脉，轻手候之，脉见于皮肤之间者，阳也，腑也，亦心肺之应也；重手得之，脉附于肌肉下者，阴也，脏也，亦肾肝之应也；不轻不重，中而取之，其

---

① 凡：原作"况"，据嘉靖本改。
② 之：原无，据嘉靖本补。
③ 之：原无，据嘉靖本补。
④ 气少：原作"少气"，据嘉靖本改。
⑤ 疢（chèn 趁）：热病也，亦泛指病。

脉应于血肉之间者，阴阳相适，中和之应，脾胃之候也。若浮中沉之不见，则委曲而求之，若隐若见^①，则阴阳伏匿之脉也，三部皆然。

察脉，须识上、下、来、去、至、止六字。不明此六字，则阴阳虚实不别也。上者为阳，来者为阳，至者为阳；下者为阴，去者为阴，止者为阴也。上者，自尺部上于寸口，阳生于阴也；下者，自寸口下于尺部，阴生于阳也。来者，自骨肉之分而出于皮肤之际，气之升也；去者，自皮肤之际而还于骨肉之分，气之降也。应曰至，息曰止也。

明脉，须辨表、里、虚、实四字。表，阳也，腑也。凡六淫之邪袭于经络，而未入于胃腑及脏者，皆属于表也。里，阴也，脏也。凡七情之气郁于心腹之内，不能越散，饮食五味之伤，留于腑脏之间，不能通泄，皆属于里也。虚者，元气之自虚，精神耗散，气力衰竭也。实者，邪气之实，由正气之本虚，邪得而乘之，非元气之自实也。故虚者补其正气，实者泻其邪气。经曰^②所谓邪气盛则实，精气夺则虚。此大法也。

凡脉之至，在筋肉之上，出于皮肤之间者，阳也，腑也；行于肌肉之下者，阴也，脏也。若短小而见于皮肤之间，阴乘阳也；洪大而见于肌肉之下，阳乘阴也。寸尺皆然。

脉贵有神

东垣云：不病之脉，不求其神，而神无不在也。有病之脉，

---

① 见：通"现"。《三国志·吴书·吴主传》曰："彗星见于东方。"
② 曰：嘉靖本无，义胜。

则当求其神之有无，谓如六数七极，热也，脉中^{此中字浮中沉之中}有力^{言有胃气}，即有神矣，为泄其热；如三迟二败，寒也，脉中有力^{说并如上}，即有神矣，为去其寒；若数极迟败，中不复有力，为无神也，将何所恃乎^①！苟不知此，而遽泄之、去之，神将何以依而生^②邪？故经曰：脉者，血气之先也；气血者，人之神也。善夫！

脉阴阳类成

浮，不沉也。按之不足，轻举有余，满指浮上，曰浮，为风虚运^③动之候。为胀，为风，为痁^④，为满不食，为表热，为喘。浮大伤风鼻塞，浮滑疾为宿食，浮滑为饮。

左寸浮，主伤风发热、头疼目眩及风痰；浮而虚迟，心气不足，心神不安；浮散，心气耗，虚烦；浮而洪数，心经热。关浮，腹胀；浮而数，风热入肝经；浮而促，怒气伤肝，心胸逆满。尺浮，膀胱风热，小便赤涩；浮而芤，男子小便血，妇人崩带；浮而迟，冷疝脐下痛。

右寸浮，肺感风寒，咳喘清涕，自汗体倦；浮而洪，肺热而咳；浮而迟，肺寒喘嗽作欠^⑤。关浮，脾虚，中满不食；浮大而涩，为宿食；浮而迟，脾胃虚。尺浮，风邪客下焦，大便秘；浮而虚，元气不足；浮而数，下焦风热，大便秘。

---

① 乎：嘉靖本作"邪"。
② 生：嘉靖本作"主"。
③ 运：嘉靖本无此字。
④ 痁（shān 山）：疟病。
⑤ 作欠：嘉靖本无此二字。

沉，不浮也。轻手不见，重手乃得，为阴逆阳郁之候。为实，为寒，为气，为水，为停饮，为癥瘕，为胁胀，为厥逆，为洞泄。沉细为少气，沉迟为痼冷，沉滑为宿食，沉伏为霍乱，沉而数内热，沉而迟内寒，沉而弦心腹冷痛。

左寸沉，心内寒邪为痛，胸中寒饮胁疼。关沉，伏寒在经，两胁刺痛；沉弦，痃①癖内痛。尺沉，肾脏感寒，腰背冷痛，小便浊而频，男为精冷，女为血结；沉而细，胫酸阴痒，溺有余沥。

右寸沉，肺冷，寒痰停蓄，虚喘少气；沉而紧滑，咳嗽；沉细而滑，骨蒸寒热，皮毛焦干。关沉，胃中寒积，中满吞酸；沉紧，悬饮。尺沉，病水，腰脚疼；沉细，下利，又为小便滑，脐下冷痛。

迟，不及也。以至数言之，呼吸之间，脉仅三至，减于平脉一至也，为阴盛阳亏之候。为寒，为不足。浮而迟，表有寒；沉而迟，里有寒。居寸，为气不足，居尺，为血不足。气寒则缩，血寒则凝也。

左寸迟，心上寒，精气②多惨。关迟，筋寒急，手足冷，胁下痛。尺迟，肾虚便浊，女人不月。

右寸迟，肺感寒，冷痰气短。关迟，中焦寒，及脾胃伤冷物，不食；沉迟为积。尺迟，为脏寒泄泻，小腹冷痛，腰脚重。

数，太过也。一息六至，过于平脉两至也。为烦满，上为头疼上热，中为脾热口臭，胃烦呕逆。左为肝热目赤，右下为小便黄赤，大便秘涩。浮数表有热，沉数里有热也。

---

① 痃：嘉靖本无此字。
② 气：嘉靖本作"神"。

虚，不实也。散大而软，举按豁然，不能自固，气血俱虚之诊也。为伤暑，为虚烦多汗，为恍惚多惊，为小儿惊风。

实，不虚也。按举不绝，迢迢而长，动而有力，不疾不迟，为三焦气满之候。为呕，为痛，为气塞，为气聚，为食积，为利，为伏阳在内。

左寸实，心中积热，口舌疮，咽疼痛；实大，头面热风，烦燥，体疼，面赤。关实，腹胁痛满，实而浮大，肝盛，目暗赤痛。尺实，小便涩，小腹痛；实而滑，茎痛淋沥溺赤；实而大，膀胱热，小便①难；实而紧，腰痛。

右寸实，胸中热，痰嗽烦满；实而浮，肺热，咽燥痛，喘嗽②气壅。关实，伏阳蒸内，脾虚食少，胃气滞；实而浮，脾热，消中善饥，口干劳倦。尺实，脐下痛，便难，或时下痢。

洪，大而实也。举按有余，来至大而去且长，腾上满指，为经③络大热，血气燔灼之候。为表里皆热，为烦，为咽干，为大小便不通。

左寸洪，心经积热，眼赤，口疮，头痛，内烦。关洪，肝热及身痛，四肢浮热。尺洪，膀胱热，小便赤涩。

右寸洪，肺热毛焦，唾黏咽干；洪而紧，喘急。关洪，胃热反胃呕吐，口干；洪而紧，为胀。尺洪，腹满，大便难，或下血。

微，不显也。依稀轻细，若有若无，为气血俱虚之候。为虚弱，为泄，为虚汗，为崩漏败血不止，为少气。浮而微者阳不

---

① 小便：嘉靖本作"溺"。
② 嗽：嘉靖本作"咳"。
③ 经：隆庆本作"荣"。

足，必身体①恶寒；沉而微者阴不足，主脏寒下利。

左寸微，心虚，忧惕，荣血不足，头痛胸痞，虚劳盗汗。关微，胸满气乏，四肢恶寒拘急。尺微，败血不止，男子伤精尿血，女人漏下崩中。

右寸微，上焦寒痞，冷痰不化，中寒少气。关微，胃寒气胀，食不化，脾虚噫气，心腹冷痛。尺微，脏寒泄泻，脐下冷痛。

弦，按之不移，举之应手，端直如弓弦。为血气收敛，为阳中伏阴，或经络间为寒所滞，为痛，为疟，为拘急，为寒热，为血虚，为②盗汗，为寒凝气结，为冷痹，为疝，为饮，为劳倦。弦数为劳疟，双弦胁急痛，弦长为积。

左寸弦，头疼心惕，劳伤盗汗乏力。关弦，胁肋痛，痃癖；弦紧为疝瘕，为瘀血；弦小寒癖。尺弦，小腹痛；弦滑腰脚痛。

右寸弦，肺受风寒，咳嗽，胸中有寒痰。关弦，脾胃伤冷，宿食不化，心腹冷痛，又为饮。尺弦，脐下急痛不安，下焦停水。

缓，不紧也。往来纡缓，呼吸徐徐，以气血向衰，故脉体为之徐缓耳。为风，为虚，为痹，为弱，为疼，在上为项强，在下为脚弱。浮缓为风，沉缓血气弱。

左寸缓，心气不足，怔忡多忘，亦主项背急痛。关缓，风虚眩晕，腹胁气结。尺缓，肾虚冷，小便数，女人月事多。

右寸缓，肺气浮，言语短气。关缓，胃气虚弱③；浮缓，脾

---

① 体：嘉靖本无此字。

② 为：原无，据嘉靖本补。

③ 气虚弱：原作"弱气虚"，据嘉靖本改。

气虚弱；不沉不浮，从容和缓，乃脾家之正脉也。尺缓，下寒脚弱，风气秘滞；浮缓，肠风泄泻；沉缓，小腹感冷。伤寒脉大为病进，脉缓为邪退。

滑，不涩也。往来流利，如盘走珠，不进不退，为血实气壅之候，盖气不胜于血也。为呕吐，为痰逆，为宿食，为经闭滑而不断绝，经不闭；有断绝者，经闭①。上为吐逆，下为气结，滑数为结热。

左寸滑，心热；滑而实大，心惊舌强。关滑，肝热，头目为患。尺滑，小便淋涩，尿赤，茎中痛。

右寸滑，痰饮呕逆；滑而实，肺热，毛发焦，膈壅，咽干，痰嗽头②目昏，涕唾黏。关滑，脾热，口臭，及宿食不化，吐逆；滑实，胃热。尺滑，因相火炎而引饮多，脐冷腹鸣或时下利，妇人主血实气壅，月事不通；若和滑，为孕。

涩，不滑也。虚细而迟，往来极难，三五不调，如雨沾沙，如轻刀刮竹然，为气多血少之候。为少血，为无汗，为血痹痛，为伤精；女人有孕为胎痛，无孕为败血病。

左寸涩，心神虚耗不安，及冷气心痛。关涩，肝虚血散，肋胀胁满，身痛。尺涩，男子伤精及疝，女人月事虚败，若有孕，主胎漏不安。

右寸涩，荣卫不和，上焦冷痞，气短，臂痛。关涩，脾弱不食，胃冷而呕。尺涩，大便闭，津液不足，小腹寒，足胫逆冷。经曰：滑者伤热，涩者中雾露。

---

① 为经闭滑而不断绝经不闭有断绝者经闭：原作"滑而断绝不匀者，为经闭"，据嘉靖本改。

② 嗽头：嘉靖本作"晕"。

长，不短也。指下有余，而过于本位，气血皆有余也。为阳毒内蕴，三焦烦郁，为壮热。

短，不长也。两头无，中间有，不及本位，气不足以前导其血也。为阴中伏阳，为三焦气壅，为宿食不消。

大，不小也。浮取之，若浮而洪，沉取之，大而无力，为血[①]虚气不能相入也。经曰：大则病进。

小，不大也。浮沉取之，悉皆损小。在阳为阳不足，在阴为阴不足。前大后小，则头疼目眩；前小后大，则胸满短气[②]。

紧，有力而不缓也。其来劲急，按之长，举之若牵绳转索之状。为邪风激搏，伏于荣卫之间，为痛，为寒。浮紧为伤寒身疼，沉紧为腹中有寒，为风痫。

左寸紧，头热，目痛，项[③]强；紧而沉，心中气逆冷痛。关紧，心腹满痛，胁痛筋急；紧而盛，伤寒浑身痛；紧而实，疝癖。尺紧，腰脚脐下痛，小便难。

右寸紧，鼻塞胸[④]壅；紧而沉滑，肺实咳嗽。关紧，脾腹痛，吐逆；紧盛，腹胀伤食。尺紧，下焦筑痛。

弱，不盛也。极沉细而软，怏怏不前，按之欲绝未绝，举之即无。由精气不足，故脉萎弱而不振也。为元气虚耗，为萎弱不前，为痼冷，为关热，为泄精，为虚汗。老得之顺，壮得之逆。

左寸弱，阳虚，心悸自汗。关弱，筋痿无力，妇人主产后客风，面肿。尺弱，小便数，肾虚耳聋，骨肉酸痛。

---

① 血：原作"之"，据嘉靖本改。
② 短气：嘉靖本作"气短"。
③ 项：嘉靖本作"舌"。
④ 胸：嘉靖本作"膈"。

右寸弱，身冷多寒，胸中短气。关弱，脾胃虚，食不化。尺弱，下焦冷痛，大便滑泄不禁。

动，其状如大豆，厥厥动摇①，寻之有，举之无，不往不来，不离其处，多于关部见之。动，为痛，为惊，为虚劳体痛，为崩脱，为泄利。阳动则汗出，阴动则发热。

伏，不见也。轻手取之，绝不可见；重取之，附着于骨。为阴阳潜伏、关格闭塞之候。为积聚，为瘕疝，为食不消，为霍乱，为水气，为荣卫气闭而厥逆。关前得之，为阳伏；关后得之，为阴伏。

左寸伏，心气不足，神不守常，沉忧郁抑。关伏，血冷，腰脚痛，及胁下有寒气。尺伏，肾寒精虚，疝瘕寒痛。

右寸伏，胸中气滞，寒痰冷积。关伏，中脘积块作痛，及脾胃停滞。尺伏，脐下冷痛，下焦虚寒，腹中痼冷。

促，阳脉之极也。脉来数，时一止复来者，曰促。阳独盛而阴不能相和也。或怒气逆上，亦令脉促。促为气痛②，为狂闷，为瘀血发班③。又为气，为血，为饮，为食，为痰。盖先以气热脉数，而五者或一有留滞乎其间，则因之而为促，非恶脉也。虽然，加即死，退则生，亦可畏哉。

结，阴脉之极也。脉来缓，时一止复来者，曰结。阴独盛而阳不能相入也。为癥结，为七情所郁。浮结为寒邪滞经，沉结为积气在内。又为气，为血，为饮，为食，为痰。盖先以气寒脉缓，而五者或一有留滞于其间，则因而为结，故张长沙谓结促皆

---

① 动摇：嘉靖本作"摇动"。

② 痛：嘉靖本作"觕"，同"粗"，义胜。

③ 班：通"斑"。《离骚》曰："班班陆离其上下。"

病脉。

芤，浮大而软。寻之中空旁实，旁有中无，诊在浮举重按之间，为失血之候。大抵气有余，血不足，血不能统气，故虚而大，若芤①之状也。

左寸芤，主心血妄行，为吐，为衄。关芤，主胁间血气痛，或腹中瘀血，亦为吐血目暗。尺芤，小便血，女人月事为病。

右寸芤，胸中积血，为衄，为呕。关芤，肠痈、瘀血，及呕血不食。尺芤，大便血。又云：前大后细，脱血也，非芤而何？

革与牢脉互换②，沉伏实大，按之如鼓，曰革。气血虚寒，革易常度也。妇人则半产漏下，男子则亡血失精，又为中风寒湿之诊也③。

濡，无力也。虚软无力，应手细散，如绵絮之浮水中，轻手乍来，重手却去，为气血两虚之候。为少气无血，为疲损，为自汗，为下冷，为痹。

左寸濡，心虚易惊，盗汗，短气。关濡，荣卫不和，精神离散，体虚少力。尺濡，男为伤精，女为脱血，小便数，自汗多痁④。

右寸濡，关热憎寒，气乏体虚。关濡，脾弱物不化，胃虚饮食不进。尺濡，下元冷惫，肠虚泄泻。

牢，坚牢也。沉而有力，动而不移。为里实表虚，胸中气促，为劳伤痿极⑤。大抵其脉近乎无胃气者，故诸家皆以为危殆之

---

① 芤（kōu 抠）：古书上指葱。
② 与牢脉互换：原无，据嘉靖本补。
③ 也：原无，据嘉靖本补。
④ 痁：原无，据嘉靖本补，存疑。
⑤ 痿极：嘉靖本无此二字。

脉云。亦主骨间疼痛，气居于表。

疾，盛也。快于数为疾，呼吸之间脉七至，热极之脉也。在阳犹可，在阴为逆。

细，微眇也。指下寻之，往来微细①如线，盖血冷气虚，不足以充故也。为元气不足，乏力无精，内外俱冷，痿弱洞泄，为忧劳过度，为伤湿，为积，为痛在内及②在下。

代，更代也。动而中止，不能自还，因而复动，由是复止，寻之良久，乃复强起为代。主形容羸瘦，口不能言。若不因病而人羸瘦，其脉代止，是一脏无气，他脏代之，真危亡之兆也。若因病而气血骤损，以致元气卒不相续，或风家痛家，脉见止代，只为病脉。故伤寒家亦有心悸而脉代者，腹心痛亦有结涩止代不匀者，盖凡痛之③脉不可准也。又妊娠亦有脉代者，此必二月余之胎也。

散，不聚也。有阳无阴，按之满指，散而不聚，来去不明，漫无根底。为气血耗散，腑脏气绝。在病脉，主虚阳不敛。又主心气不足，大抵非佳兆④也。

兼见脉类

浮缓风痹，浮大伤风，浮紧伤寒。弦数疟，紧涩寒痹；数主热，迟涩胃冷。滑数结热，浮数虚热，长滑胃热。洪大在右尺，

---

① 微细：原无，据嘉靖本补。
② 及：原无，据嘉靖本补。
③ 凡痛之：原作"久痛"，据嘉靖本改。
④ 兆：嘉靖本作"脉"。

三焦热；滑，血热；微，血崩；弦紧，癥痛；沉弦，癖痛；弦急，癖气疝痛；紧而駚^①，刺痛；弦紧，胁痛；滑细，呕吐；紧而实，里痛。紧细在关，虫痛。寸口紧促，喘逆；紧滑，呕逆。寸数，吐；关滑，呕吐。沉濡，停饮；滑细，宿食；弦实，积；短滑，酒食病，胃寒谷不消；促结，积聚。肝脉弦紧，筋挛；浮泛，中满；伏不往来，卒中；紧疾，癫病；洪疾，狂病，二便秘；沉伏，霍乱。尺浮大或洪亦然。尺数，小便赤涩。诸脉弦，尺涩，虚劳。脉尺寸俱微，男子五劳，妇人绝产。脉寸尺紧数，中毒。脉紧盛，伤寒；虚滑，伤暑；弦细芤迟亦然。浮缓，伤风；脉洪，病热；沉缓，中湿；洪紧，痛疽；洪疾，癫疾；沉石，水畜^②，急弦支饮。伤于阳则脉浮，伤于阴则脉沉。人迎紧盛伤于寒，气口紧盛伤于食。脉前大后细，脱血也。喜则气缓脉散，怒则气上脉微，悲则气消脉缩，恐则气下脉沉，思则气结脉短，忧则气沉脉涩，惊则气乱脉动。微小气血虚，大则气血盛。浮洪外病，沉弦内病。长则气治，短则气病；数则心烦，大则病进。上盛则气高，下盛则气胀。代则气衰，细则气少。脉实病在内，脉虚病在外。尺中沉细，下焦寒，小便数，疒^③痛下迫痢；沉迟，腹脏寒痛；微弱，中寒少气。洪大紧急，疝瘕聚痛。浮大，伤风鼻塞。诸浮、诸紧、诸沉、诸弦、诸迟、诸涩，若在寸口，膈以上病；在关中，胃以下病；在尺内，脐以下病。凡尺脉上不至关为阴绝，寸脉下不至关为阳绝。阴阳相绝，人何以依？

---

① 駚（yǎng 养）：跳跃貌。《脉经》有"駚"字，通"快"，形近而义胜。

② 畜：通"蓄"。《三国志·魏书·高柔传》曰："畜财积谷而有忧患之虞者，未之有也。"

③ 疒（jiǎo 绞）：腹中急痛。

以上诸脉，各随寸关尺及脏腑部分以言病之所在也。

诸脉宜忌类

伤寒热病，宜洪大，忌沉细，主有变；咳嗽，宜浮濡，忌沉伏；腹胀，宜浮大，忌虚小；下利，宜微小，忌大浮洪；狂疾，宜实大，忌沉细；霍乱，宜浮洪，忌微迟；消渴，宜数大，忌虚小；水气，宜浮大，忌沉细；鼻衄，宜沉细，忌浮大；腹心痛，宜沉细，忌浮大弦长；头痛，宜浮滑，忌短涩；中风，宜迟浮，忌急实大数；喘急，宜浮滑，忌涩脉；唾血，宜沉弱，忌实大；上气浮肿，宜沉滑，忌微细；中恶，宜紧细，忌浮大；金疮，宜微细，忌紧数；中毒，宜洪大，忌细微；妇人带下，宜迟滑，忌浮虚；妇人已产，脉宜小实，忌虚浮。又云：宜沉细缓滑微小，忌实大弦急牢紧。肠澼下脓血，宜浮小流连，忌数疾，及大发热，吐血衄血，宜沉小弱，忌实大；坠堕内伤，宜紧弦，忌小弱。风痹痿厥，宜虚濡，忌紧急疾；瘟病发热甚，忌脉反小；下痢身热；忌数；腹中有积，忌虚弱。病热脉静，泄而脉大，脱血而脉实，病在中脉虚，病在外脉涩，皆所忌也。又云：腹痛宜细小迟，忌紧大疾。

验诸死证类

瘟病攘攘[1]大热，脉细小者死。头目痛，卒视无所见者死。

---

[1] 攘攘：形容纷乱拥挤的样子，此处当指神志昏乱。

瘟病汗不出，出不至足死。病疟久，腰脊强急瘛疭者不可治。热病已得汗，脉安静者生，脉躁者危，及大热不去者亦危。嗽脱形，发热，脉坚急者死，皮肉着骨者死。热病七八日，当汗反不得汗，脉绝者死。形瘦脉大，胸中多气者死。真脏脉见者死。黑色起于耳目鼻，渐入口者死。张口如鱼，出气不反者死。循衣摸床者死。妄语错乱及不语者死，热病不在此例。尸臭不可近者死。面无光，牙龈黑者死。发直如麻，遗尿不知者死。舌卷卵缩者死。面肿，色苍黑者死。五脏内绝，神气不守，其声嘶者死。目直视者死。汗出身体不凉，加喘泻者死。

死绝脉类

弹石脉在筋肉间，举按劈劈[①]然。鱼翔脉在皮肤，其本不动而末强摇，如鱼之在水中，身首怗然[②]而尾独悠扬之状。弹石、鱼翔皆肾绝也。

雀啄脉在筋肉间，如雀之啄食，连连凑指三五啄忽然顿绝，良久复来。屋漏脉在筋肉间，如残溜之下，良久一滴，溅起无力。雀啄、屋漏皆脾胃衰绝之脉。

解索脉如解乱绳之状，指下散散，无复次第。虾游脉在皮肤，始则冉冉不动，少焉瞥然而去，久之倏尔复来。釜沸脉在皮肉，有出无入，漏漏如羹之上肥。皆死脉也。

---

① 劈劈：同"辟辟"，象声词，如手指弹石之声。
② 怗（tiē 贴）然：平静的样子。

五脏动止脉

凡人脉五十动不止者，五脏皆有气。四十动一止者，一脏无气，四岁死。三十动一止者，二脏无气，三岁死。二十动一止者，三脏无气，二岁死。十动一止者，四脏无气，岁中死。病脉不在此例，平人以此推之。

妇人脉法

妇人女子，尺脉常盛，而右手脉大，皆其常也。若肾脉微涩，或左手关后尺内脉浮，或肝脉沉而急，或尺脉滑而断绝不匀者，皆经闭不调之候也。妇人脉，三部浮沉正等，无他病而不月者，妊也；又尺数而旺者亦然。又左手尺脉洪大者为男；右手沉实者为女。又经曰：阴抟阳别，谓之有子。尺内阴脉抟手，则其中别有阳脉也，阴阳相抟，故能有子也。

凡女人天癸未行之时属少阴，既行属厥阴，已绝属太阴，胎产之病从厥阴。

凡妇人室女病伤寒，及诸寒热气滞，须问经事若何。凡产后，须问恶露有无多少。

小儿脉法

小儿三岁以前①，看虎口三关纹色：紫，热；红，伤寒；青，惊风；白，疳病；惟黄色隐隐，或淡红隐隐，为常候也。至见黑色，则危矣。其他纹色，风关为轻，气关渐重，命关不治②也。及三岁已上，乃以一指按三关寸关尺之三关，常以六七至为率，添则为热，减则为寒。若脉浮数，为乳痫风热，或五脏壅；虚濡，为惊风；紧实，为风痫；紧弦，为腹痛；弦急，为气不和；牢实，为便秘；沉细，为冷；大小不匀，为祟脉；或小或缓，或沉或短③，皆为宿食不消。脉乱身热，汗出不食，食即吐，为变蒸也。浮，为风，伏结，为物聚，单细，为疳劳。小儿但见憎寒壮热，即须问曾发斑疹否，此大法也。

诊家宗法

浮沉以举按轻重言，浮甚为散，沉甚为伏。

迟数以息至多少言，数甚为疾，数止为促。

虚实微洪以亏盈言，虚以统芤濡，实以该牢革，微以括弱。

弦缓滑涩以体性言，弦甚为紧，缓止为结，结甚为代，滑以统动。

长短以部位之过不及言。

大小以形状言。

---

① 前：嘉靖本作"下"。
② 不治：嘉靖本作"尤重"。
③ 短：嘉靖本作"细"。

脉象歌

洪大芤^①虚脉，弦紧实牢革，

微小缓弱濡，咸以类相索，

浮沉轻重求，迟数息至别，

涩滑论难易，长短部位切，

动伏缘躁^②静，结促由止歇，

疾细赢不足，代散乃赢劣，

内外并上下，皮肉及筋骨，

或以体象征，或以至数属，

多之血气盈，少则荣卫缩，

至哉阴阳蕴，爰以赞化育，

学人能了知，照如秉宵烛。

前之枢要及统会，二者脉病之详与会通之义矣。合复二韵语者，盖欲其后先相绍，详略相因，学之者易晓也。

诸脉亦统之有宗欤！盖以相为对待者，以见曰阴曰阳，为表为里，不必断断然七表、八里、九道，如昔人云云也。观《素问》、仲景书中论脉处，尤可见取象之义。今之为脉者，能以是观之，思过半矣。于乎！脉之道大矣，而欲以是该^③之，不几于举一而废百欤？殊不知，至微者理也；至著者象也。体用一源，显微无间，得其理，则象可得而推矣。是脉也，求之于阴阳对待

---

① 芤：原作"孔"，形误。

② 躁：原作"踈"，形误。据《明医指掌》附刻本改。

③ 该：原作"诊"，据嘉靖本改。

统系之间，则启源而达流，因此而识彼，无遗策矣。

至正己亥首夏二日许昌滑寿伯仁志

撄宁生传

天台朱右著

撄宁生出滑伯后，名寿，字伯仁，世为许襄城大家。元初，祖父官江南，自许徙仪真，而寿生焉。性警敏，习儒书于韩说先生，日记千余言，操笔为文，辞有思致，尤长于乐府。京口王居中客医仪真，治方脉术有时名，寿数往叩之。居中曰："医祖黄帝岐伯，其言佚不传世，传者唯《素问》《难经》，子其习之乎！"寿遂受之，既终卷，乃进请其师曰："《素问》为说备矣，篇次无绪，错简不无，愚将分藏象、经度、脉候、病能①、摄生、论治、色诊、针刺、阴阳、标本、运气、汇萃，凡十二类，钞而读之；《难经》又本《素问》《灵枢》之旨，设难释义，其间荣卫、部位、脏腑、脉法，与夫经络、腧穴辨之博矣，而阙误或多，愚将本其旨义，注而读之，何如？"居中曰："甚矣！子之善学也，善哉！子学之得其道也。予守师说者，子识卓理，融契悟前训，子过我矣。他日以医名世，其子也耶！"

自是寿学日进，益参考张仲景、刘守真、李明之三家而大同之，摭其所得，投之所向，莫鲜中肯綮。既又传针法于东平高洞阳，得其开阖流注方圆补泻之道，又究夫十二经走会属络流输交别之要。至若阴阳维跷冲带六脉，虽皆有系属，而唯督任二经则苞②乎腹背，而有专穴，诸经满而溢者，此则受之，宜与

---

① 能：通"態"（态）。《素问·阴阳应象大论》曰："此阴阳更胜之变，病之形能也。"

② 苞：通"包"。《荀子·非十二子》曰："恢然如天地之苞万物。"

十二经并论。乃取《内经·骨空》诸腧及《灵枢·本输》篇所述经脉，著《十四经发挥》三卷，疏其本旨，释其名义，通考隧穴六百四十有七，而施治功以尽医之神秘社，如《读伤寒论钞》《诊家枢要》《痔瘘篇》及聚诸书本草为《医韵》，皆有功后学。故其行有治验，所至人争延致，以得撄宁生诊视，一决生死为无憾。生无问贫富，皆往治，报不报弗较也。遂知名吴楚间，在淮南曰滑寿，在吴曰伯仁氏，在鄞越曰撄宁生云。生年七十余，颜容如童，行步轻捷，饮酒无算。人有请，虽祁寒暑雨弗惮，世多德之。

　　其治法往往奇中，人间能言之，故记者颇多，其徒日采表著者，成编以传。其在仪真，御史中丞八臣亦家焉，其内人病，艰于小溲，中满喘渴，门僧宝颇知医，投以蓫麦①、栀、芩诸滑利药，而闷益甚。召寿，候其脉，三部皆弦而涩。寿曰：“经云：膀胱者州都之官，津液藏焉，气化则能出矣。所谓水出高源者也，膻中之气不化，则水液不行，病因于气，徒行水，无益也，法当治上焦。”乃制朱雀汤，倍以枳桔，煎用长流水，一饮而溲，再饮气平，数服病已。端君宝母，六十余，亦病小溲闷，若淋状，小腹胀，口吻渴。邀寿，诊其脉，沉且涩，曰：“此病在下焦血分，阴火盛而水不足，法当治血。血与水同，血有形而气无形，有形之疾，当以有形法治之。”即以东垣家滋肾丸服之而愈。三宝廉使仲子之妻秦不花，尚书妹也，病滞下，昼夜五七十起，后重下迫，且娠九月。众医率为清暑导滞，痛苦尤甚。寿至，诊视曰：“须下去滞。”众以娠不肯。寿曰：《素问》有云：

---

① 蓫麦：即“瞿麦”。

有故无殒，亦无殒也。动即正产。"乃以消滞导气丸药进之，得顺利再进，滞去，继以清暑利溲苦坚之剂，病愈而孕果不动，足月乃产。童氏妇年三十，每经水将来，三五日前脐下疼痛如刃刺状，寒热交作，下如黑豆汁，既而水行，因之无妊。招寿，诊视之，两尺脉沉涩欲绝，余部皆弦急，曰："此由下焦寒湿邪气搏于冲任，冲为血海，任主胞胎，为妇人血室。故经事将来，邪与血争，作疼痛，寒气生浊，下如豆汁，宜治下焦。"遂以辛散苦温理血药为剂，令先经期十日服之。凡三次而邪去经调，是年有孕。

丘仲山女，才八岁，病伤食煎煿，内闷闷，口干，唇舌燥黑，腹痛不可忍，或以刚燥丸药利之，而痛闷益甚。寿遂以牵牛大黄清快药为丸，以伏其燥，利而愈。天宁寺僧，病发狂谵妄，视人皆为鬼。寿诊其脉，累累如薏苡子，且喘且抟^①，曰："此得之阳明胃实。《素问》云：阳明主肉，其经血气并盛，甚则弃衣升高，逾垣妄骂。"寿以三化汤三四下，复进以火剂，乃脱然如故。马万户妻，体肥而气盛，自以无子，尝多服暖宫药，积久火甚，迫血上行为衄，衄必数升余，面赤，脉躁疾，神忧忧如痴，医者犹以治上盛下虚丹剂镇坠之。寿曰："经云：上者下之。今血气俱盛，溢而上行，法当下导，奈何实实耶？"即与桃仁承气汤，三四下，积瘀既去，继服既济汤，二十剂而愈。杨子县吏陈某，当腊月鼻衄，至正月凡十三日始定，其脉实而数，治法与前证同。盖马妇过服刚剂，陈过食煎炙，饮醇酒，皆积热所致也。

邓千户二婢子七八月间同患滞下，寿至诊视，一婢脉鼓急，

---

① 抟：拍打。

大热喘闷，曰："此必死。"一婢脉洪大而虚软，微热而小便利，曰："此可治。"即下之已，而调以苦温苦坚之剂，果一死一愈。张佛儿，暑月患中满泄泻，小便赤，四肢疲困，不欲举目，自汗微热口渴，且素羸瘠，众医以虚劳将峻补之。邀寿至，诊视六脉虚微，曰："此东垣所谓夏月中暑，饮食劳倦，法宜服清暑益气汤。"投三剂而病如失。记其在仪真时，所治若是，什无一二焉。

至正间，赵琏守杭州，以同里知寿，且邀之与俱，过喜兴。汪泽民，病怔忡，善忘，口淡舌燥，多汗，四肢疲软，发热，小便白而浊，众医以内伤不足，拟进茸附，赵彦博争之未决。固招伯仁至，视其脉虚大而数，曰："是由思虑过度，厥阳之火为患耳。夫君火以名，相火以位，相火代君火行事者也。相火一扰，能为百病，况厥阳乎！百端之起，皆自心生。越人云：忧愁思虑则伤心。汪君平生志大心高，所谋不遂，抑郁积久，致内伤也。然抱薪救火，望安奚能？"遂命服东垣补中益气汤、朱砂安神丸，空心则进小坎离丸，月余，彦博抵书云汪之疾瘳①矣。尹安卿妻，妊五月，病咳痰气逆，恶寒，咽膈不利，不嗜食者浃旬。招伯仁诊视，其脉浮弦，形体清羸。伯仁曰："此上受风寒也。越人云：形寒饮冷则伤肺。投以辛温剂。"与之，致津液，开腠理，散风寒，而嗽自安矣。

既之，钱塘馆郡守第时出，治病即愈，属县有不能治之证，皆来就伯仁。临安沉君彰者，病自汗如雨，不少止，面赤身热，口燥心烦，舆来杭城，舍客楼，盛暑中帷幕周密。自云："至虚亡阳，服术附药已数剂。"伯仁诊其脉虚而洪数，视其舌上苔黄，

---

① 瘳（chōu 抽）：病愈。

曰："前药误矣。轻病重治，医者死之。《素问》云：必先岁气，无伐天和。术附之热，其可轻用，以犯时令耶？又云：脉虚身热，得之伤暑。暑家本多汗，加以刚剂，脉洪数则汗益甚。"悉令撤幔开窗，初亦难，少顷，渐觉清爽，为制黄连、人参、白虎等汤，三进而汗止大半，诸证亦稍解，既而，兼以既济汤，渴则用水，水调天水散，服七日而病悉去，后遍身发瘾疹，更服防风通圣散，乃已。其同县陈元善，病气发则脐下筑筑，渐上至心下，呕涌痛溯，手足清，喉中淫淫而痒，眉本疼酸，目不欲视，头不欲举，神昏欲睡而不寐，恶食气，睾丸控引，小便数而欠，年未三十，尪^①瘠若衰耄人，劣劣不自持。伯仁视其脉，沉弦而涩，曰："是得之忧郁愤怒，寒湿风雨乘之，为肝疝也。属在厥阴，故当脉所过处，皆病焉。厥阴肝也，张从政^②云：诸疝皆属肝。《素问》云：肝欲散，亟以辛散之。"遂取吴茱萸，佐以姜、桂及治气引经药，兼制回练等丸，每十日一温利之，三月而病愈。

　　俞彦良，亦临安人，病呕血，或满杯，或盈盆盎，且二三年。其人平昔嗜市利，不惮作劳，中气因之侵损。伯仁视之，且先与八宝散，一二日服黄芩芍药汤，少有动作，急即进犀角地黄汤加桃仁大黄，稍间服抑气宁神散，有痰用礞石丸，其始脉芤大，后脉渐平，三月而愈。彦良遂以此法治它人，皆验。宋可与姜，暑月身冷自汗，口干烦躁，欲卧泥水中。伯仁诊其脉，浮而数，沉之豁然虚散，曰："《素问》云：脉至而从，按之不鼓，诸阳皆然。此为阴盛隔阳，得之饮食生冷，坐卧风露。"煎真武

---

① 尪（wāng 汪）：瘦弱。
② 张从政：即"张从正"。

汤，冷饮之，一进汗止，再进烦躁去，三进平复如初。杭妓有患心疾，狂歌痛哭，裸裎妄骂，问之则瞪视默然。其父母固邀伯仁诊视，脉沉坚而结，曰："得之忧愤沉郁，食与痰交积胸中。"涌之，皆积痰裹血，复与火剂清上膈，数日如故。既而，左丞杨完者，统苗兵守江浙，民颇不安，居会故旧陈性中、王叔两招，乃挈家渡浙江，往来鄞越，居虞姚间最久，人皆称之曰撄宁生。初叔两寓钱塘，病伤寒。他医至皆以为痉证，当进附子，持论未决。其弟熙旸谒撄宁生，曰："舍兄病亟，唯几生忍坐视不救乎！"至，切其脉，两手俱沉实而滑，四末觉微清，以灯烛之，偏①体皆赤班，舌上苔黑而燥如芒刺，身大热，神恍惚，多谵妄语。撄宁生曰："此始以表不得解，邪气入里，里热极甚，若教附必死。"乃以小柴胡剂益以知母、石膏，饮之，终夕三进。次日以大承气汤下之，调治兼旬乃安。

比来，上虞熙阳馆于魏氏，一日乘盛暑肩舆入邑，途中吐血数口，亟还，则吐甚，胸拒痛，体热，头眩，病且殆。或以为劳心焦思所致，与茯苓补心汤。生至，诊其脉，洪而滑，曰："是大醉饱胃，血壅遏为暑迫上行。"先与犀角地黄汤，继以桃仁承气汤去瘀血宿积，后治暑即安。陆用和，病恶寒发热，头体微痛，苦呕下泄，五日矣。其亲亦知医，以小柴胡汤治之，不解。招撄宁生诊视，脉弦而迟，曰："是在阴，当温之。"为制真武汤，其亲争之，强与人参竹叶汤进，进即泄甚，脉且陷弱。始亟，以前剂服之，连进四五剂，乃效，人始服撄宁生之贤于人远矣。余子元，病恶寒战栗，持捉不定，两手背冷汗浸淫，虽厚衣

---

① 偏：通"遍"。《墨子·小取》曰："则不可偏观也。"

炽火不能解。撄宁即与真武汤，凡用附六枚。一日病者忽出，人怪之，病者曰："吾不恶寒，即无事矣。"或以问撄宁生，生曰："其脉两手皆沉微，余无表里证。此盖体虚受寒，亡阳之极也。初，皮表气隧为寒邪壅遏，阳不能伸而然也。是故血隧热壅，须用硝黄；气隧寒壅，须用桂附。阴阳之用不同者，无形有形之异也。"魏士圭妻徐，病寒为疝，自脐下上至心，皆胀满攻痛，而胁疼尤甚，呕吐烦懑，不进食饮。撄宁生视之，脉两手沉结不调，曰："此由寒在下焦，宜亟攻其下，无攻其上。"为灸章门、气海、中脘，服玄胡、桂、椒，佐以蘹^①木诸香、茯苓、青皮等，十日一服温利丸药，聚而散之也。士圭守其法治之，果效。

王宗祥之父，年老，病脐腹疼痛。其里医为温中散寒，卒无验。宗祥固邀撄宁，往视，脉两尺挗坚而沉，曰："此大寒由外入也。寒喜中下，因为疝，治宜在下。"加沉降之剂，引入下焦，数服寻愈。陈伯英，病肺气焦满。撄宁生视之，曰："病得之多饮善饮，且殚营虑，中积痰涎，外受风邪，发即喘喝、痰咳，不能自安。"为制清肺泄满降火润燥苦辛剂，服日之。既安，众诘之曰："是出何方书，名何散饮？"生应之曰："是为混沌汤。"闻者皆大笑，曰："混沌汤有用也。"潘子庸，得感冒证，已汗而愈数日，复大发热，恶寒，头痛眩晕，呕吐却食，烦满，咳而多汗。撄宁生诊之，脉两手三部皆浮而紧，曰："在仲景法劳复证，浮以汗解，沉以下解。今脉浮紧，且证在表，当汗。"众以虚愈难之，且图温补。生曰："法当如是。"为作麻黄葛根汤，三进更汗，旋调数日乃愈。时淮南丞相方公，分省四明，闻撄宁生

---

① 蘹（huái 怀）：草名。蘹香，即"茴香"。

名，礼致见之，馆谷留城中。一日公婿载颖仲，以使事往奉化，雪中且进冷食，病内外伤，恶寒头疼，腹心痛而呕。诊之，脉沉且紧，时伏而不见，曰："在法下利清谷，当急救里；清便自调，当急救表。今所患内伤冷饮食，外受寒冷，清便自调，救表以桂枝汤。"力微，遂为变法，与四逆汤服之，晬时服附子一两。明日，则脉在肌肉，唯紧自若，外证已去，内伤独存，乃以丸药下去宿食，后调中气，数日即安。

方惟益，患消渴，众医以为肾虚水竭，津不能止，升合附子大丸服之。既服，渴甚，旧有目疾，兼作其人素丰肥，因是顿瘦损，仓皇中召撄宁生视之。生曰："阴阳之道，相为损益，水不足则济以水，火不足则济以火，未闻水不足而以火济之，下焦则枯。"乃令屏去前药，更寒剂下之，荡去火毒，继以苦寒清润之制，竟月乃平复。适方明礼宠姬，新产受寒，四肢逆冷，脉沉弱，亟令取向所制附子大丸三四粒饵之，立效。生曰："不得于彼而得于此，盖用有不同耳。"丘彦材平居，苦胸中痞满，愦愦若怔忡状，头目昏懑，欲吐不吐，忽忽善忘，时一臂偏痹。召撄宁生视之，当关以上，脉溜而滑，按之沉而有力。撄宁生曰："积饮滞痰，横于胸膈。盖得之厚味醇酒、肥腻煎炙，蓄热而生湿，湿聚而痰涎宿饮，皆上甚也。王冰云：上甚不已，吐而夺之。法当吐。"候春日开明，如法治之，以物撩咽中，须臾，大吐异色顽痰如胶饴者三四升。一二日更吐之，三四次则胸中洞爽平复矣。

龙君泽分院，余姚其室张，暑月中，病经事沉滞，身寒热，自汗，咳嗽有痰，体瘦悴，腹脐刺痛。招撄宁生至，诊视脉弦数，六至有余。生曰："此二阳病也。《素问》云：二阳之病发心脾，女子得之，则不月。二阳阳明也，阳明为金，为燥化，今其所以不月者，因其所遭也。阳明本为燥金，适遭于暑。暑，火也，以火烁金，则愈燥矣。血者，水类，金为化源，宜月事沉滞不来也。"他医方为制归茸桂附丸，以温经而未进。生曰："夫血得寒则止，得温则行，得热则抟，抟则燥，复加燥剂，血益干则病必甚。"亟令却之，更以当归柴胡饮子，为之清阳泻火，流湿润燥，三五进，经事通，余病悉除。龙君曰："微生几为人所误矣。"

宋无逸，余姚大儒也，病疟，瘠损，饘粥①虽下咽，六十余日，殆甚。撄宁生闻而往视之，脉数，两关上尤弦，疾久体瘠而神完。生曰："是积热居脾，且滞于食饮，法当下。"众疑而难之，药再进而疾去其半，复制甘露饮、柴胡、白虎等剂，浃旬而起如故。后四岁，无逸客昌国，病头面肿赤，妨于饮食。或进以姜附，撄宁为制剂，清上散火而愈。无逸曰："向得清凉药以济危急，否则误于刚剂矣。"德之不忘，尝以语人云。夏思忠，病胸膈胀痛，心怔忡，呕逆，烦憒不食，情思悯悯不暂安，目眈眈②无所睹。撄宁生视之，六脉皆结涩不调，无复参伍③，甚怪之。既徐而察之，其人机深忧思太过，加之脾胃内伤，积为痰涎，郁于上膈，然也。《素问》云：思则气结。又曰：阴气者，静则神藏，躁则消亡，饮食自倍，肠胃乃伤。其是之谓乎！为制祛顺丸，服之，旋复平和。思忠曰："吾疾诸治罔效，始以为天下无药，兹服生祛顺丸，乃知天下有药矣。"金丙病，韩自行邀

---

① 饘（zhān 谵）粥：稠粥。

② 眈（huāng 荒）眈：目不明貌。

③ 参伍：即"三五"。

攖宁生往视之，脉数而散，体寒热，咳血痰。生曰："此二阳病也，在法不治，当以夏月死。"至立夏果死。自行愀然^①曰："攖宁生能知死，必能知人生矣乎！"

方德明，七月内病发热，或令其脉小，柴胡汤必二下，六剂乃愈。如其言服之，未尽二剂，则升发太过，多汗亡阳，恶寒甚，肉瞤筋惕。乃固请攖宁生，视脉微欲无，即以真武汤进，七八服稍有绪，更服附子七八枚，然后愈。夏子韶妻，始病疟，当六七月，他医以为脾寒胃弱，久服桂附。后疟虽退而积火燔炽，致消谷善饥，日数十饭，犹不足，终日端坐如常人，弟^②目昏不能视，足弱不能履，腰胯困软，肌肉虚肥。至初冬，子韶谒，攖宁生往，候脉洪大而虚濡，曰："此痿证也，长夏过服热药所致。盖夏令湿当权，刚剂太过，火湿俱甚，肺热叶焦，故两足痿易而不为用也。东垣有长夏湿热成痿之法，当以此治之。"食日益减，目渐能视。至冬末，忽自起下榻，行步如故。其侄夏仲儒因拘留赴海，积恐怖心，常惕惕如畏人捕之状。攖宁生视之，脉豁豁然虚大而浮，体热多汗，曰："凡病得之，从高坠下，惊仆击抟，留滞恶血，皆从中风论，终归厥阴，此海藏之说也。盖厥阴多血，其化风木然也，有形当从血论，无形当从风论。今仲儒之疾是走无形也，从风家治之。"兼为化痰散结，佐以铁粉朱砂丸，良愈。

郑高乡母倪，病疟，寒热呕涌，中满而痛，下利不食，年五十余，殊困顿也。他医为清脾气、理中脘，不效。邀攖宁生视，脉沉而迟。生曰："是积暑与食伏，痰在中，当下之。"或

---

① 愀（qiǎo 巧）然：形容神色严肃。
② 弟：但，只管，尽管。

曰："人疲倦苦是，且下痢不食，乌可下？"方拟进参附，生曰："脉虽沉迟，按之有力，虽痢而后重下迫，不下则积不能去，病必不已。"其母弟倪仲欢独是之，乃以消滞丸药，微得通利，即少快。明日即加数服之，宿积肠垢尽去，向午即思食，旋以姜、橘、参、苓淡渗和平饮子调之，旬余乃服。王敬中母，病反胃，每隔夜食饮至明日中具皆出，不消化，他医以暖胃之药悉试之，罔效。敬中诣撄宁生，言且固请，往视，脉在肌肉之下，甚微而弱。生揆^①众医用药，无远于病，何至不效，心歉未决。一日读东垣书，谓吐有三证，气、积、寒也。上焦吐者，从于气；中焦吐者，从于积；下焦从于寒。其脉沉而迟，朝食暮吐，暮食朝吐，小便利，大便秘，为下焦吐也。法当通其秘，温其寒，气复以中焦药和之。生得此说而喜起叹曰："其合于王母之证欤！"但王母大便不秘，遂再往视，专治下焦，散寒以茱萸、茴香为君，丁、桂、半夏为佐，服至二三十剂，而饮食安然。生曰："经不云乎！寒淫所胜，平以辛热，其是之谓欤！"

俞德明，尝病伤寒，经汗下病既去而人虚，背独恶寒，脉微细如线，汤熨不应。撄宁生乃以理中汤剂加姜、桂、藿、附大作服，外以荜拨、良姜、吴樧^②、桂、椒诸品大辛热为末，和姜糊为膏，厚付^③满背，以纸覆之，稍干即易，如是半月，竟平复不寒矣。此尤治法之变者也。顾机仲，病伤寒后，劳复发热，自汗，经七日，或以为病后虚劳，将复补之。撄宁生曰："不然。劳复

① 揆（kuí 暌）：揣测。
② 吴樧（shā 杀）：即"吴茱萸"。
③ 付：通"敷"。涂，搽。《金瓶梅词话》曰："永不得着绮穿罗，再不能施朱付粉。"

为病，脉浮以汗解，奚补？"为以小柴胡汤，三进再汗而愈。胡茂林子妇，魏仲彬妹也，新产二日，恶露不行，脐腹痛，头疼，身寒热。当隆冬时，众医皆以为感寒，温以姜附，益大热，手足搐搦，语谵目撺。仲彬固邀生往，诊脉弦而洪数，面赤目闭，语喃喃不可辨，舌黑如炱^①，燥无津润，胸腹按之不胜手。盖燥剂抟激血内，热而风生，血蓄而为痛也。生曰："此产后热入血室，因而生风。"即先为清热降火、治风凉血，两服颇爽。继以琥珀牛黄等，稍解人事。后以张从正三和散行血破瘀，三四服，恶露大下如初，时产已十日矣。于是诸证悉平。方明礼内人，盛暑病洞泄，厥逆恶寒，胃脘当心而痛，自腹引胁，转为滞下，呕秽不食。人以中暑霍乱，疗之益剧。撄宁生诊其脉，三部俱微短沉弱，不应呼吸，曰："此阴寒极矣。不亟温之，则无瘳理。《内经》虽曰：用热远热。又曰：有假其气则无禁。"于是以姜附温剂三四进，间以丹药，脉稍有力，厥逆渐退。更服姜附七日，众证悉去。遂以丸药除其滞下，而脏腑自安矣。

　　生之活人率类此，然颇有不尽述者，生尝语其徒曰："予在仪真时，闻友人王德全言江西有医士，曰黄子厚，为术精诣，其治往往出人意表。有富家子，年十七八，病偏体，肌肉拆制，召子厚治，子厚偕门生四五辈往，诊视各以所见，陈论皆未当。子厚乃屏人，诘^②病者曰：'童幼时，曾近女色，犯天真乎？'曰：'当十三四，曾近之已。'子厚曰：'得其说矣。褚澄云：精未通而御女，则四体有不满之处，后日有难状之疾，在法为不可疗。'后果恶汗淋漓，痛楚而死。又邻郡一富翁，病泄泻弥年，礼致子

---

① 炱（tái 台）：黑色。
② 诘（jié 节）：追问。

厚诊疗，浃旬①莫效。子厚曰：'予未得其说，求归。'一日，读《易》至乾卦'天行健'，朱子有曰：'天之气运转不息，故阁得地在中间，如人弄枕②珠只，运动不住，故在空中不坠，少有息则坠矣。'因悟向者富翁之病，乃气不能举，为下脱也。又作字持水滴吸水，初以大指按滴上窍，则水满筒，放其按，则水下溜无余。乃豁然悟曰：'吾可治翁证矣。'即治装往，翁家惊喜，至即为治，艾灸百会穴未三四十壮，泄泻止矣。"生自小识之，后在鄞，胡元望女，生始六月，亦病泄泻不已，因教以前灸，愈，即子厚在至治、天历间术，甚行。虞文靖公尝有赠医士黄子厚诗云。

史右曰："予幼喜业医，遇医士辄近之，睹其治，往往误药死，若以试其术。然予惧阴杀人而莫之罪，必不逭③于天刑，遂弃不复习。"襄城撄宁生寿能活人反掌间而奇验若此，时人为之语曰："世以人试术，生以术活人，其相去奚啻千万？"予闻卢扁曰："闻病之阳，论得其阴；闻病之阴，论得其阳。"仓意曰："吾以脉法，治之而愈。"生其有得于二子者欤！

---

① 浃（jiā加）旬：一旬，十天。
② 枕（yóu尤）：木名。
③ 逭（huàn患）：逃避。

跋 [①]

　　昔者太史迁作《史记》，创为纪表书传，秉彤笔者或宗之。然而传之为体，虽不一，不过立论、序事二者而已。独为淳于意博载其应诏所对，自齐侍御史成至公乘项处，凡二十有三人，书治病死生验者具悉此，其故何哉？盖医乃人命所系，不敢不慎，故特变例以成文耳。襄城滑君伯仁，以医道高一时，而吾老友朱君伯贤仿史迁法，为之传事核词，古而光焰烨然与伯仁游者，将镂梓以行，伯贤方载笔词林，其言当见信于世，它日采之入史牒者，淳于意之事尚得专美于前哉！

翰林侍讲学士金华宋濂题

---

① 跋：原无标题，据正文内容补。

世俗论仁人之功用，莫大于活人。夫无位而在下者，虽有其心，孰从而施哉？故惟医为庶几焉。医一技术也，函人矢人之所以易其心者，择术之不慎也。天下之为术不一，庸夫谲才有所得于一隅者，或得而精焉，不系乎德也。独医之为书昉^①于黄帝，以至于今，其所言之理与造化默契，非通乎天地之顺者，未足与议也。仲景，医之造乎仙者也，其所著之书以活人为名，活人非医之妙用矣乎？医书以手足痿痹为不仁，仁之道不易知，知仁莫若医也。滑君伯仁之医之德，传言之详矣。其亦有仁之功者欤！

诚意伯括苍刘基题

---

① 昉（fǎng 访）：起始。

天台朱先生为滑君作传，独著其奇验者，盖仿太史公传淳于意例也。唐韩子书记本《仪礼》《考工记》等书，故不在立论而事目具实文之工者也。余于此传，亦不待求索，而意已明矣。太常丞张孟兼识医之学，与儒同功，故司马子长著《史记》特载扁鹊、淳于意等事甚悉。然所载者，皆其治疗巧中奇验之迹而已，虽有通敏之士观之，莫能推类，以究其法。今观太史朱右先生所纂撄宁生滑寿传，先述其编释《素问》《灵枢》《难经》本草诸书，以及针法、十四经隧穴、诊法、伤寒、痔瘘诸论，而后班班列其治验之迹，观者譬之睹作室之巧而可推其规矩斧斤之法，见破的之工而可原其彀率审固之意，后之为医者，按其书而拟其迹，庶几有合矣。是传之行，寿之功其孰能泯哉？传又称寿善记诵，能文辞，工乐府，则固儒者也，宜其所就之可传者如此，撄宁盖寿之自号云。

史官东阳朱廉书

医自轩后之学不传，唯《素》《难》二书又不无错简阙误，非智识之士有所卓见，往往差失人逮。史迁传扁鹊、太仓公淳于意事，其验显然，非空言比也。子来金陵始见襄城滑伯仁，《素问钞》《难经本义》正其错简，补其阙误，其学有本矣。比观朱大史撄宁生传，乃知其治法奇验，彰彰若是，则其所著述，决有微焉。使是文传远淑后，当有闻风而兴起者，为利博哉！

江都瞿庄谨题

予比冠游维扬，偶得痰病，历五六年更数医，莫能疗。每览史传称古之神医，有活人之功者，掩卷长叹，以谓今无其人也。后遇于君严氏，诊视语予曰："子无疾，由庸医误投药饵，乃成疾耳。"因授予七剂，疾顿愈。自是予所至，必求良医，与论养生之术。居吴中，闻名医葛可久氏，即往造焉。可久精医师之学，明诗经，举进士，善古文，歌诗文，能手搏，舞剑器，或至武林，老成之士与名能医者争候之，莫敢后。时金华朱彦修氏以业医有能，称可久兄事之。予既获交可久，而深如彦修也。晚岁予还居里中，始闻滑伯仁氏居鄞城，人称其能不在朱葛下。比来居京师，识伯仁，又见其著《素问》《难经》①诸书，得古作者之意，予心愈敬服。今予友朱伯贤太史撰撄宁生传，叙伯仁事甚悉，其活人之功为多。盖伯仁以儒为医，故有大过人者，有志于学古者，其可不知所本乎！

湖广参政天台陶恺题

---

① 素问难经：指《读素问钞》《难经本义》。

子昔受医学于葛先生可久，先生医甚神异，纵横变化不可以常法图也。然补泻平调温凉寒热，未尝泥于一偏，当其可而已矣。先生殁，每求其人而弗之遇。观撄宁生传所叙，治迹无或同者，岂非补泻平调温凉寒热不泥一偏者欤？予尝识生矣，且接其议论而发之矣。今传所叙若是，讵不信然？

姑苏林以义子方题

　　国初儒医滑伯仁氏撮脉诀之大旨，参以心所独得而为《诊家枢要》，盖欲学者知统宗、会元之道，而造切脉之关键也。盖脉虽有七表、八里、九道、七死、五脏、六腑之歌诀，实不过气血之阴阳虚实而已。医者能读是书，则于脉诀思过半矣。江右旧有刻本，然尚未盛行而知者。盖解吾瀧贰守周，候元泽自台倅迁陟绍兴之四月，实弘治己未之二月也，政治民孚，欲翻刻是书于郡，以便医家治疗，亦仁民中之一事也。命予题识岁月，予不敢辞，抚卷良久曰："为政之道，仁爱为本，观此则候临政爱民之心，从可知矣。"予岂敢阿私所好哉！久则当验予言之不诬也。若是书，传刻之由简约之妙，诸名公题跋已备，予复何词？

绍兴府儒学训导长洲戴冠谨书

上村次郎右卫门开板

校注后记

一、作者生平考证及成书

滑寿活动于元末明初，适值社会动荡，家族几经迁徙，因此身世有些扑朔迷离。同时代友人朱右曾作《撄宁生传》，诸多名人均有题跋，可信度极高，后《明史》有传，《河南通志》《浙江通志》及仪真、绍兴、余姚等地方志均有记载，元代张翥《难经本义·序》和《四库全书·难经本义·提要》亦有对滑寿生平的介绍，兹考略如下。

滑寿，字伯仁，一字伯休，晚号撄宁生，约生于元大德八年（1304），卒于明洪武十九年（1386），为滑伯之后，祖籍许州襄城（今河南襄城）。元初，其祖父在江南为官，举家迁徙仪真（今江苏仪征），滑寿生于该地，有医名后曾落脚杭州，最终定居于浙江余姚马渚，殁后安葬于余姚黄山，《滑氏家谱》载："滑伯仁墓在黄山九枝松（今余姚市兰江街道石婆桥黄山的东山头）。"为纪念滑寿，今余姚龙泉山建有滑寿亭，城区辟有滑寿路。

滑寿早年师从韩说先生习举子业，"性警敏，日记千余言，操笔为文，辞有思致，尤长于乐府"，在元至正五年（1345）考中举人，当时处于元末，战火纷飞，于是放弃仕途。

滑氏学医，最初攻读的是金元四大家之一李东垣的著述，张翥《难经本义·序》讲到"早为李氏之学"。京口（今江苏镇江）名医王居中客居仪真时，滑寿从其学习医理，在钻研《素问》《难经》的过程中，发现两书的论述虽然详尽深奥，但原书"篇次无绪，错简不无"，遂将原书内容加以分类注释，集成《读素问钞》三卷和《难经本义》二卷，达到"本其旨义，注而读之"的目的。同时参会张仲景、刘守真、李明之三家学说加以研究，颇有心得。又拜东平（今山东东平）高洞阳为师，学习针灸，"得其开阖流注方圆补泻之道"，尝言："人身六脉虽皆有系属，惟督、任二经，则包乎腹背，有专穴。诸经满而溢者，此则授之，宜于十二经并论。"乃取《素问·骨空》诸腧穴，及《灵枢》所述经脉，著《十四经发挥》三卷，提出奇经八脉的任督二脉与其他奇经不同，应与十二经脉相提并论而成十四经。

滑氏行医五十年，精于诊而审于剂，通运气，尤其擅长妇产、伤寒和疑难杂症的治疗，"其行有治验，所至人争延致，以得撄宁生诊视，一决生死为无憾"。滑氏医德高尚，不论贫富，一视同仁，凡有人求医者，即前往诊治，若遇病者家境贫寒，不取分文，奉送药物，直至治愈。病家多感念其恩德，当地百姓干脆不称他医生，而称"滑神仙"。据《康熙志》载：弟子得其传者，骆则诚、吴温夫。

滑寿的医学著述颇丰，有《读素问钞》《难经本义》《十四经发挥》《诊家枢要》《滑伯仁正人明堂图》《读伤寒论钞》《痔瘘篇》《医韵》《脉理存真》《医学引彀》《滑伯仁脉诀》《撄宁生要方》《撄宁生五脏补泻心要》《医学蠢子书》等，可惜大多都已亡佚。

滑寿不仅医术卓绝，而且还有文人风骨，他与当时的名儒多有交往。据《乾隆余姚志·艺文》记载，明代著名学者宋禧有一首《赠撄宁生》的诗："滑公江海客，频到贺家溪，采药行云际，吟诗过水西。"张翥、刘仁本、揭汯等名士曾为其《难经本义》作序；明初著名史学家宋濂曾为滑氏的《十四经发挥》作序；朱右曾摭其治疾神效者数十事，作《撄宁生传》。对于滑氏治疗经验、验案及事迹的传播起到了极大的作用。

滑氏注重养生，"年七十余，颜容如童，行步轻捷，饮酒无算"。其身材不算高大，但非常精神。元戴良《九灵山房集》题滑寿像赞曰："貌不加丰，体不加长，英英奕奕，其学也昌。早啄《诗》《礼》之精华，晚探《素》《难》之窈茫，推其有，足以防世而范俗，出其余，可以涤脏而湔肠。"元末农民起义军领袖方国珍的秘书刘仁本曾驻兵余姚，对滑寿很敬重，在他的《羽庭诗集》中有"正月望前一夕，与滑伯仁炼药"诗一首，诗云："委羽山中鹤堕翎，老仙为我制颓龄；人无金石千年寿，药有丹砂九转灵；候熟鼎炉分水火，所吞朋友走风霜；轻身已得刀圭秘，莫问昌阳与茯苓。"从这些诗句中，可以看出滑氏养生的修为也是有史书记载的。

医学界素来认为滑寿是诊治麻疹病的专家，并且是其最早发现麻疹初起时患儿口腔黏膜有白色斑疹，故称之为"滑氏斑"，这比丹麦医生费克1833年发现的"费氏斑"约早500年。这些论断皆缘于《麻疹全书》，书中《胎色论》言："舌者，心之苗，而脾脉又络于舌，心、脾二经之热，无所泄而发于舌，故舌生白珠，累累如粟，甚则上腭牙龈，满口遍生。"然今人所考，《麻疹全书》乃清人所作，伪托滑寿，故"滑氏斑"一事，当重新审视。

滑寿所处时代，《脉诀》因词义浅显、易读易懂而盛行，《脉经》因文理深奥、难以理解反而不为人所知，更有甚者，以《脉诀》为《脉经》，然而《脉诀》乖张谬误甚多，后世李时珍《濒湖脉学》专门有辨伪。滑寿对七表八里之说亦不认同，认为"求脉之明，为脉之晦"，故而在继承总结《黄帝内经》《难经》《脉经》的理论精华和仲景平脉辨脉法的基础上，撰《诊家枢要》以正视听，起到了承上启下、正本清源的作用。全书1卷，共20篇，介绍了脉法基础、持脉手法、临证脉象及歌诀等内容，其中持脉手法论述浮、沉、迟、数、滑、涩六字为脉之提纲，举、按、寻三法为持脉之要，脉阴阳类成论及基本脉象达30种。其观点得到明代皇甫中、薛己、汪机、张介宾等诸多医家的引述和赞同，对明代及后世医家产生了深远的影响。

二、版本简况

《诊家枢要》自问世以来，历代均有刊行，流传甚广，互有出入。主要版本有王纶《明医杂著》节选本（1502）；明弘治十七年（1504）古绛韩重刻本，中国中医科学院图书馆收藏；明嘉靖八年（1529）丁瓒《素问钞补正》温州附刻本，宁波市天一阁博物馆馆藏；薛己《薛氏医案》节选本（1549）；明隆庆三年（1569）何柬《医学统宗》附刻本，日本京都大学图书馆馆藏；皇甫中《明医指掌》附刻本（1579）；明万历四十年（1612）闽建乔木山房刻本；明天启二年（1622）汪复初《明医指掌药性赋药性解合刻》本；刘奂《卫生纂要》本（1744）；清嘉庆十六年（1811）《明医指掌》清刻本；余显廷《脉理存真》慎德堂本（1876）；光绪十七年（1891）池阳《周氏医学丛书》本；光绪二十四年（1898）周学海本，云南省图书馆收藏；宣统三年（1911）《周氏医学丛书》本；以及日本17世纪上村次郎右卫门重刊天顺七年（1463）刻本，原书附有完整的《撄宁生传》及宋濂、刘基等诸多名人题跋，早稻田大学馆藏和西村正卫私人收藏。

鉴于客观情况，多数版本未见到实物，仅从文献资料查到相关信息，但从上述介绍情况不难看出，本书目前见存的版本繁杂，有明刻本、清刻本，有足选本、节选本，有国内本、国外本，其中何柬《医学统宗》附刻本完全按照丁瓒《素问钞补正》附刻本版式刻印，每页10行，每行22字，当属同一版本系列。日本上村次郎右卫门重刊本虽刊于明末清初，但文字清晰，完全复刻，无主观增删内容，所依据天顺七年刻本为已知最早版本，且附有朱右的《撄宁生传》及诸多名人序跋，可信度极高，为现存最完整的版本，故而本次校注选择以日本早稻田大学馆藏17世纪上村次郎右卫门重刊天顺七年（1463）刻本为底本，宁波市天一阁博物馆馆藏明嘉靖八年（1529）丁瓒《素问钞补正》附《滑氏诊家枢要》刻本为主校本，日本京都大学图书馆馆藏明隆庆三年（1569）何柬《医学统宗》附刻本、上海科学技术出版社1959年出版的光绪十七年（1891）池阳《周氏医学丛书》影印本为参校本，书中涉及《黄帝内经》《难经》《脉经》等原文，作为他校。

三、学术思想及特色

1. 脉理纯正

滑寿师从王居中学习医学典籍，对《黄帝内经》《难经》《脉经》研究颇深，故《诊家枢要》的核心内容，亦即作者所谓的脉之理，均出自《黄帝内经》《难经》《脉经》等典籍。如四时平脉"春弦、夏洪、秋毛、冬石"源自《素问》第十九篇《玉机真脏论》的"春弦、夏钩、秋浮、冬营"，又如呼吸浮沉定五脏法中"呼出心与肺，吸入肾与肝，呼吸之间，脾受谷味，其脉在中"出自《难经》第四难；再如滑氏提出"持脉之要有三：曰举，曰按，曰寻。轻手循之曰举，重手取之曰按，不轻不重委曲求之曰寻"。正如其所言"《枢》《素》诸家彰彰明备，撷其切近精实者，为《诊家枢要》"。滑寿提出以六脉为大纲，谓"提纲之要，不出浮、沉、迟、数、滑、涩之六脉"，强调"诸脉亦统之有宗""体用一源，显微无间，得其理，则象可得而推"。不难看出，滑氏学宗经典，对仲景、叔和之论，释论有据，溯流穷源，其脉理与之一脉相承，是仲景学术思想的拓展延伸，更是滑氏留与后人诊脉方法的一部珍贵专著。为《难经本义》作序的刘仁本云："余坐足疾，人人治而弗痊，有言伯仁善治法，余致之，听其议论，皆自《难经》而来，迥异于世之言医者。"由此可知，滑氏学有根本，治有所出，实为医学之大家。

2. 由简入繁

滑氏指出"大抵提纲之要，不出浮、沉、迟、数、滑、涩之六脉也"，由此六脉初起，步步深入，讲述脉法，先从浅显易解的内容开始，逐渐过渡到难懂深奥的表述。比如先言"气血热则脉数，气血寒则脉迟""长人脉长，短人脉短"，很好理解；进而讲到"男子尺脉常弱，女子尺脉常盛"，理解上就稍微进了一层；再言"左手寸口，心小肠脉所出"等寸关尺所配脏腑，则涉及到了脉象的细化；至于"心脉浮大而散，肺脉浮涩而短"的五脏平脉，以及"春弦夏洪"的四时平脉，若非细心体会，就很难做到理解与把握；然后又讲到胃脉，"谓中按得之，脉和缓"，并结合时脉与脏腑平脉，来诊断出病脉；最后讲到脉贵有神，"不病之脉，不求其神，而神无不在也"，说明脉学是一个循序渐进的过程，只有概念明确，才能明辨是非。

从30种基本脉象到妇人、小儿脉法，无一不变化多端，但滑氏仍遵循着由简到繁的方式。比如浮脉，先言如何是浮，"按之不足，轻举有余"，然后讲所主之候，所主之病，进而讲到兼脉所主，再具体描述左右寸关尺各部的脉象表现和所主疾病。脉象又可多变，然相近者可以统会，以举一反三，融会贯通。如缓止为结，数止为促，浮而柔细谓之濡，沉而柔细谓之弱，快于数为疾，沉甚为伏，等等。医者只有坚持不懈，持之以恒，勤于临床，方能在切脉之道上悟出"三指有隔垣之照，二竖无膏肓之循也"的大医境界。

3. 详略得当

既名《枢要》，则要言不烦，然亦有详有略，意尽而已。如轻重以定五脏法，"即前所谓三菽五菽之重也"一句话，真正是一字千金；而论述持脉手法时，则先言"凡诊脉之道，先须调平自己气息""凡诊脉，须要先识时脉""凡取脉之道……不出浮沉迟数滑涩"，后又言"持脉之要有三"，"察脉，须识上下来去至止""明脉，须辨表里虚实"，直如滔滔江水，不胜其烦。我们从六脉（浮、沉、迟、数、滑、涩），三法（举、按、寻），六势（上、下、来、去、至、止），四证（表、里、虚、实）可见，滑氏把精于诊脉之心悟，纲举目张地囊括精炼，源于传承守正，出于深耕临床。又如脉阴阳类成阐述各种脉象，"疾，盛也……在阴为逆""长，不短也……为壮热"，论述疾、长二脉仅30字左右；而论述缓、紧二脉时，"缓，不紧也……脉缓为邪退""紧，有力而不缓也……下焦筑痛"，多达140字以上。如此差别，缘于滑氏深厚的医学功底及丰富的临床切脉经验，从而方能做到该简则简，当细则细，收放自如，详略得当。

4. 注重实用

滑寿讲脉法，注重实用，不流于形式。比如脉象众多，其以举按轻重、息至多少等将之分为浮沉、迟数、虚实微洪、弦缓滑涩、大小、长短 6 大类，从而达到以简驭繁的目的。又如"左寸浮，主伤风发热、头疼目眩及风痰"，指出脉象与病证不是一一对应的，同一脉，可有多种临床表现；相反，脉象不同，也有可能预示同一病证，如妇人"肾脉微涩，或左手关后尺内脉浮，或肝脉沉而急，或尺脉滑而断绝不匀者，皆经闭不调之候也"，小儿"或小或缓，或沉或细，皆为宿食不消"，甚是贴切临床，提示医者要灵活掌握脉象变化，便能举一反三，至今对临床脉诊仍有很高的指导价值。更为儿科临床诊断提供了前所未有的脉象参考，丰富了儿科脉法的内容。再者，强调病脉要从实际情况予以判断，不可误诊，如"伤寒家亦有心悸而脉代者，腹心痛亦有结涩止代不匀者，盖凡痛之脉不可准也"。

原书刻本后附《撄宁生传》，为天台朱伯贤所著，除滑寿生平外，尚载验案 40 多例，其中引经据典、录有脉象者，十居八九，证明其脉理之纯，脉诊之精。如治秦不花妊娠而病滞下，遵循"有故无殒，亦无殒也"的原则，最终消滞导气、清暑利溲而愈。又如二婢同患滞下，一脉鼓急言必死，一脉洪大而虚软言可治，果真一死一愈，岂非脉学紧要之明证？若非真正精湛之辈，焉能如此。再如治一人病自汗如雨，脉虚而洪数，舌上苔黄，认为"脉虚身热，得之伤暑"，以黄连、人参、白虎等汤治疗，三进而汗止大半，再用既济汤、天水散，七日而病去，后身发痒疹，更服防风通圣散而愈，此案数易方，充分体现了其在秉承经典基础上注重实用的特点。《撄宁生传》是研究滑寿不可或缺的史学与医学文献，需与《枢要》参照对看，临证所记种种脉象变化，是对《枢要》实用性的最好诠释。

综观全书，脉理纯正，脉法规矩，文字简洁明了，用词句式皆类，易辨以别，字字句句，如切如磋，脉法、脉象、脉类，兼济妇人、小儿殊者，构架齐整，循序渐进，诚如陈赞序中所言："虽不知医者，观之亦可得其梗概，况医家者流乎？"昔绍兴府儒学训导戴冠曾言"医者能读是书，则于脉诀思过半矣"。《诊家枢要》是一部珍贵而实用的脉学专著，是让习医者掌握打开脉学枢机的钥匙，在中医诊断学发展史上占有重要的地位。

参考文献

［1］周发祥，李亚红.《难经本义》校注［M］.郑州：河南科学技术出版社，2015：1.

［2］李玉清.谈儒道知识背景对滑寿医学成就的影响［J］.中国中医基础医学杂志，2008，14（6）：462.

［3］滑寿.滑寿医学全书［M］.太原：山西科学技术出版社，2013：316.

［4］李玉清，齐冬梅.滑寿医学全书［M］.北京：中国中医药出版社，2015：223-224.

［5］王大淳.滑寿《麻疹全书》系伪书考［J］.成都中医药大学学报，1997，20（1）：5-8.

［6］冯明清，孙华妤.《读素问钞》校注［M］.郑州：河南科学技术出版社，2014：1

［7］滑寿.诊家枢要［M］.日本上村次郎右卫门重刊天顺七年本，17世纪：46.

［8］滑寿.诊家枢要［M］.光绪十七年《周氏医学丛书》影印本.上海：上海科学技术出版社，1959：1-31.

［9］滑寿.诊家枢要［M］贾君，郭君双，整理.北京：人民卫生出版社，2007：9-38.

［10］余姚市史志办公室.光绪余姚县志［M］.北京：线装书局，2019：706.

［11］余姚市地方志编委会.余姚市志［M］.杭州：浙江人民出版社，1993：923-1011.

《浙派中医丛书》总书目

原著系列

格致余论

局方发挥

本草衍义补遗

丹溪先生金匮钩玄

推求师意

金匮方论衍义

温热经纬

随息居重订霍乱论

王氏医案·王氏医案续编·王氏医案三编

随息居饮食谱

时病论

医家四要

伤寒来苏全集

侣山堂类辩

伤寒论集注

本草乘雅半偈

本草崇原

医学真传

医无闾子医贯

邯郸遗稿

通俗伤寒论

规定药品考正·经验随录方

增订伪药条辨

三因极一病证方论

察病指南

读素问钞

诊家枢要

本草纲目拾遗

针灸资生经

针灸聚英

针灸大成

灸法秘传

宁坤秘笈

宋氏女科撮要

产后编

树蕙编

医级

医林新论·恭寿堂诊集

医林口谱六治秘书

医灯续焰

医学纲目

专题系列

丹溪学派

温病学派

钱塘医派

温补学派

绍派伤寒

永嘉医派

医经学派

本草学派

伤寒学派

针灸学派

乌镇医派

宁波宋氏妇科

姚梦兰中医内科

曲溪湾潘氏中医外科

乐清瞿氏眼科

富阳张氏骨科

浙江何氏妇科

品牌系列

杨继洲针灸

胡庆余堂

方回春堂

浙八味

王孟英

楼英中医药文化

朱丹溪中医药文化

桐君传统中药文化